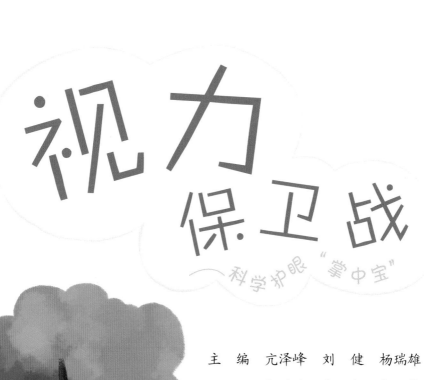

视力保卫战

——科学护眼"掌中宝"

主 编 亢泽峰 刘 健 杨瑞雄

胡竹林 张 红 彭 华

端红艳 马 月 王元兴

U0208557

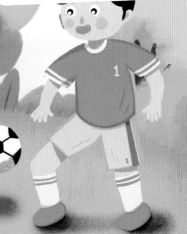

YNK 云南科技出版社

·昆明·

＊建议家长与孩子一起阅读本书！

图书在版编目（CIP）数据

视力保卫战：科学护眼"掌中宝" / 亢泽峰等主编
. -- 昆明：云南科技出版社，2022.5（2024.4 重印）
ISBN 978-7-5587-4240-8

Ⅰ.①视… Ⅱ.①亢… Ⅲ.①儿童 – 视力保护②青少
年 – 视力保护 Ⅳ.① R77

中国版本图书馆 CIP 数据核字（2022）第 082434 号

视力保卫战——科学护眼"掌中宝"

SHILI BAOWEIZHAN——KEXUE HUYAN "ZHANGZHONGBAO"

亢泽峰　刘　健　杨瑞雄　胡竹林　张　红　彭　华　端红艳
马　月　王元兴　主　编

出 版 人：温　翔
策　　划：高　亢
责任编辑：杨志能　刘浩君
封面设计：马　月
责任校对：张舒园
责任印制：蒋丽芬

书　　号：ISBN 978-7-5587-4240-8
印　　刷：天津画中画印刷有限公司
开　　本：787mm×1092mm　1/16
印　　张：4.5
字　　数：72 千字
版　　次：2022 年 5 月第 1 版
印　　次：2024 年 4 月第 3 次印刷
定　　价：56.00 元

出版发行：云南科技出版社
地　　址：昆明市环城西路 609 号
电　　话：0871-64101969

编　委

视力保卫战，刻不容缓！

——序言

少年强则中国强。儿童青少年身心健康事关全民健康、祖国未来和民族希望。视力健康无论是对儿童青少年群体还是对国民整体健康素质都具有重要意义。

近年来，儿童青少年近视呈现高发、低龄趋势，儿童青少年近视防控越来越引起社会各界的关注。加强儿童青少年视力健康工作，呼吁动员全社会行动起来，关爱呵护儿童青少年健康成长，共同搭建起视力健康的防护网和保护伞，是我们义不容辞的责任。

视力健康，防控先行。加强儿童青少年视力健康工作，正确的宣传引导、科学的指导监测、扎实的防控举措，必不可少。《视力保卫战 —— 科学护眼"掌中宝"》读本以科学的视角、生动的表达，详细讲述了儿童青少年视力健康的要素和预防监测方法，是儿童青少年视力健康的"掌中宝"，是全民健康教育读本的"样板书"，为正确开展维护视力健康工作提供了"试金石"，是一本集科普性、教育性、趣味性于一体的生动读本。

希望广大儿童青少年及老师、家长都能够用心学习爱眼科学、认真践行护眼的相关知识，齐心协力打响儿童青少年近视防控保卫战，搭建视力健康防护网，让祖国的花朵们能够拥有更加明亮的世界，拥抱更加"睛彩"的明天！

亓泽峰

目 录

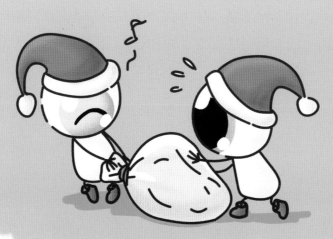

① 球球，我发现班里戴眼镜的同学越来越多了，他们是近视了吗？

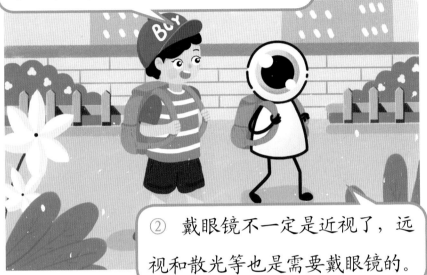

② 戴眼镜不一定是近视了，远视和散光等也是需要戴眼镜的。

③ 原来还有这么多种视力问题？

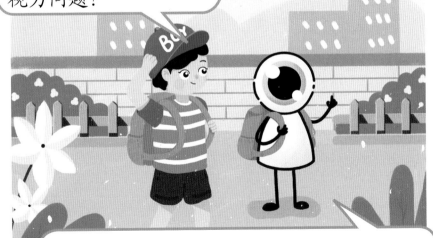

④ 近视、远视和散光都属于屈光不正，儿童青少年是屈光不正高发人群，我们看下面的图片，我给你讲一下其中的区别。

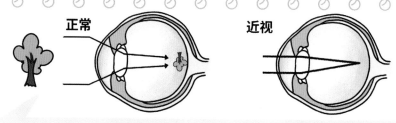

正常　　　　　　　近视

　　近视是指眼睛在放松状态下，平行光线经过眼球的屈光系统后，聚焦在视网膜之前，这种屈光状态称为近视眼，表现为远距离视物模糊，近距离视物清楚。

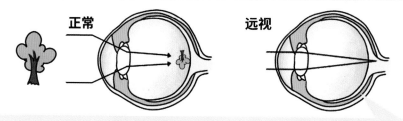

正常　　　　　　　远视

　　远视指平行光束经过调节放松的眼球折射后成像于视网膜之后的一种屈光状态，当眼球的屈光力不足或其眼轴长度不足时就产生远视。

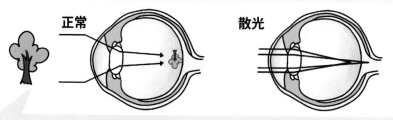

正常　　　　　　　散光

　　散光是眼睛的一种屈光不正常表现，与角膜的弧度有关。平行光线进入眼内后，由于眼球在不同子午线上屈光力不等，不能聚集于一点（焦点），也就不能形成清晰的物像，这种情况称为散光。

① 我听同学说，他们有的度数150度，有的300度，那有什么不同吗？

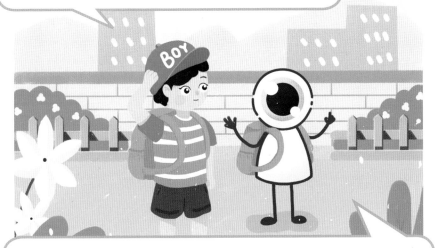

② 低于300度是轻度近视，300～600度是中度近视，高于等于600度是高度近视。度数越高看东西就会越模糊。看看下面的图片，可以体验一下近视的感觉。

近视初体验

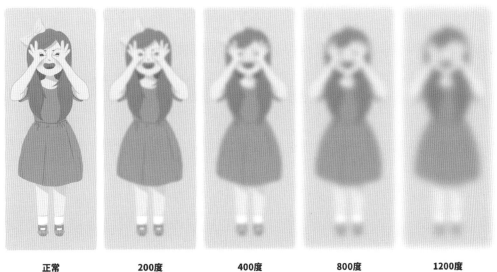

| 正常 | 200度 | 400度 | 800度 | 1200度 |

③ 近视看东西好模糊哇，不过没关系啦，像同学一样，戴上眼镜就都可以看得清了。

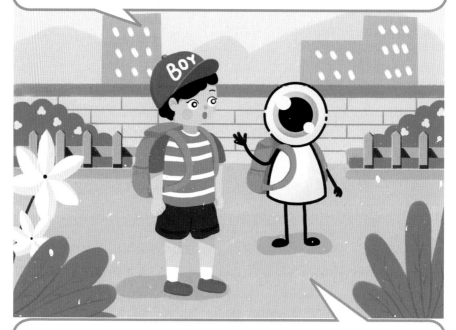

④ 不能这样说哦！近视是不可逆的，对未来也有一定的影响，戴眼镜虽然可以矫正视力，但是如果不进行防控，近视度数还是会增长的。如果度数增长过快，就会增加眼睛的负担，甚至损害到眼睛的视功能，需要去正规的眼科医疗机构检查近视增长的原因并加以注意。如果发展成为高度近视，还会引起很多眼底疾病，如青光眼、视网膜脱落等。

知识链接

近视对未来报考院校及专业上的影响

军事院校：指挥、装甲、测绘、雷达、水面舰艇、潜艇专业，任何一眼裸眼视力不低于 4.9；潜水、空降、特种作战专业，任何一眼裸眼视力不低于 5.0。

公安院校：左右眼单眼裸视力，理科类专业要在 4.9（0.8）（含）以上，文科类专业要在 4.8（0.6）（含）以上。

医学类专业：任何一眼矫正到 4.8，镜片度数大于 800 度的，不宜报考医学类专业。

法学专业：一眼失明另一眼矫正到 4.8，镜片度数大于 400 度的，不宜报考法学专业。

（来源：《军队院校招收学员体格检查标准（2017 版）》《公安院校（公安类专业）招收学员体格检查标准》《普通高等学校招生体检标准（修订）》）

高度近视一般是指600度及以上的近视，其危害主要包括：

1. 近视后眼轴加长，视网膜、脉络膜等结构变薄，周边视网膜营养供应不足，可导致视网膜变性，玻璃体混浊，牵拉视网膜导致视网膜裂孔，严重者可导致视网膜的脱离，严重影响视力。

2. 视网膜出血，若黄斑部出血可严重影响视力。

3. 高度近视的人群发生白内障及青光眼的概率较正常人高。

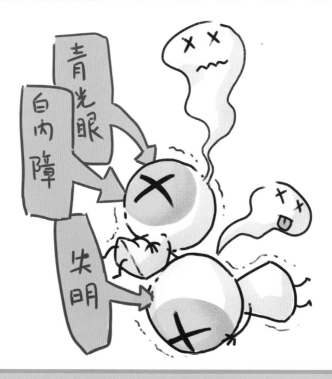

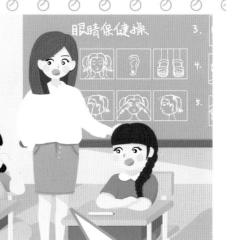

② 老师，我感觉眯一下眼睛看得更清楚。

① 琪琪，为什么揉眼睛？是眼睛不舒服吗？老师看你这几天上课还有眯眼睛的习惯，可以告诉老师是怎么回事吗？

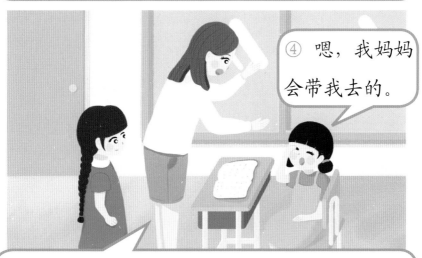

④ 嗯，我妈妈会带我去的。

③ 琪琪，老师会和你家长说一下，让你妈妈带你去检查一下，因为揉眼睛和眯眼睛看东西，有可能是因为视力下降引起的，要去检查一下，好不好？

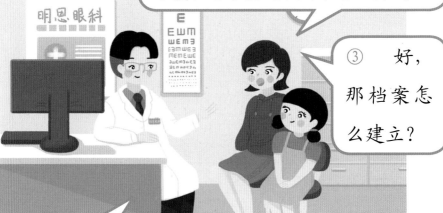

① 医生，老师说我家孩子，上课眯眼睛看东西，还有揉眼睛的习惯，说可能近视了，怎么办呀？

③ 好，那档案怎么建立？

② 近视的早期会出现眯眼看东西，近距离看东西或者电视，用手揉眼睛，歪头、斜眼看等情况。咱们先做一下眼部检查吧，最好给孩子建立视力屈光档案，定期对孩子的视力进行检测，可以很好地监测到孩子的视力发展情况。

近视的早期表现

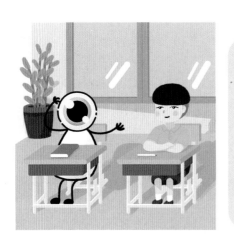

眯眼看东西

喜欢眯眼看东西，长期眯眼会导致眼部肌肉疲劳，近视度数加深得更快。

近距离看东西或者电视

看东西离得很近，看电视不自觉往前走，往往提示孩子视力变差。

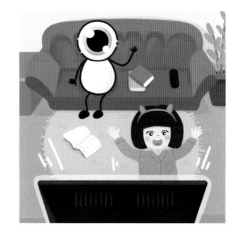

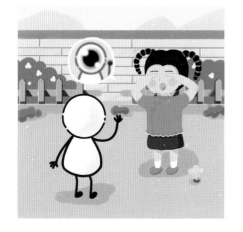

用手揉眼睛

经常揉眼睛，近视的孩子因看东西模糊，眼睛疲劳，经常揉眼睛可能提示孩子视力下降。

频繁眨眼

频繁眨眼可能提示孩子视力下降，眨眼在一定程度上可提高视物清晰度。

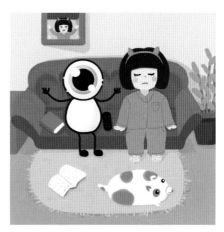

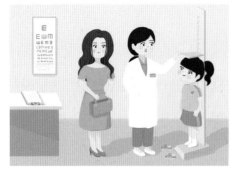
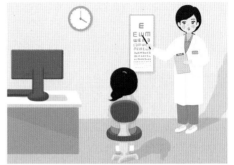

测量身高体重　　　　　视力及色觉检查

眼健康管理档案建立流程

1. 登记孩子的基本信息

2. 原镜检测：确定原镜度数并结合后续检查结果判断是否合适。

3. 测量身高和体重：近视的变化和孩子的成长发育息息相关，身高长得快的时候，度数也会相应地长得快。

4. 视力检测：分为裸眼视力和戴镜视力，裸眼视力可以简单理解为自然状态下眼睛所能看

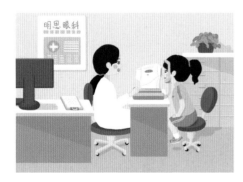
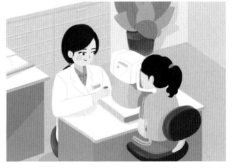

屈光度检查　　　　　　眼压检查

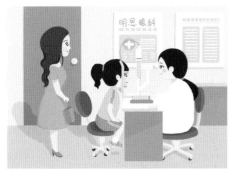
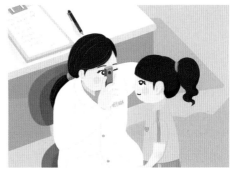

裂隙灯检查　　　　　　　　眼底检查

到视标的能力；戴镜视力是指戴眼镜后的视力情况，可以初步判断眼镜度数是否合适。

5. 眼轴和角膜曲率测量：近视的形成因素与眼轴和角膜表面曲率有紧密的联系，我们需要测量这两个数据来作初步判断。如果是轴性近视，孩子的眼轴长度会比正常孩子的长，正常成年人的眼轴长度为 24 毫米，眼轴每增加 1 毫米近视度数增加约 300 度（儿童眼轴增长与度数关系请参考第 12 页）。角膜曲率的大小也会影响屈光度的变化。

6. 眼压测量：眼压的正常范围是 10 ～ 21mmHg，眼压过低或过高的小朋友需要找医生进行检查。

7. 睫状肌麻痹（散瞳）：因为小朋友眼睛的调节力比较强，需要用快速散瞳剂做睫状肌麻痹放松调节，麻痹后的验光结果比较准确并且可

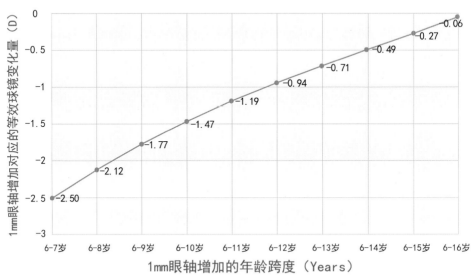

儿童眼轴增长与度数关系

1mm的眼轴增加究竟对应多少近视度数增加？

纵轴：1mm眼轴增加对应的等效球镜变化量（D）
横轴：1mm眼轴增加的年龄跨度（Years）

- 6-7岁：-2.50
- 6-8岁：-2.12
- 6-9岁：-1.77
- 6-10岁：-1.47
- 6-11岁：-1.19
- 6-12岁：-0.94
- 6-13岁：-0.71
- 6-14岁：-0.49
- 6-15岁：-0.27
- 6-16岁：-0.06

以排除假性近视。睫状肌麻痹后会造成暂时性畏光，读书写字等近距离用眼模糊不清，快速散瞳药剂在约 6 ～ 8 小时后药效消退，眼睛恢复调节功能。

8. 睫状肌麻痹后验光：客观测量出眼睛屈光状态是否存在异常（远视、近视、散光）。

9. 宣教解读：眼科医生或视光师根据检查数据分析解读各种屈光状态人群，并根据小朋友的情况给予最适合的解决方案，科普日常需要注意的爱眼、护眼注意事项。

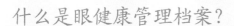

什么是眼健康管理档案？

眼健康管理档案就是连续跟踪、检查儿童眼球和身体的发育情况，与同龄儿童正常值对比，当相关的检查指标异常，向近视化发展时，能及时发出"预警"，以引起家长重视采取措施，避免或延后近视的发生；对已近视的儿童则采取措施减缓近视发展，避免发展为高度近视。

给儿童建立眼健康管理档案是最好的近视预警方法，应该从 3 岁开始就到正规医疗机构为孩子建立眼健康管理档案。建立儿童眼健康管理档案是儿童预防近视的重要手段。

随着孩子年龄的增长（从 3 岁到 12 岁），眼睛会从远视向近视变化。而这个过程中，视力在屈光度为 0 度之前（远视）都表现为正常。而之后，如果眼轴继续增长，则会发生近视。

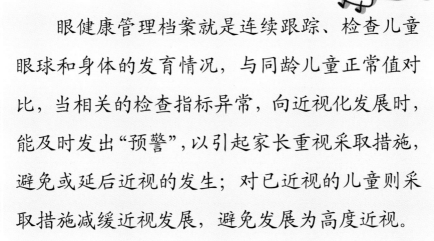

视力都相同——无法预警近视

视力/度	0.8	1.0	1.0	1.0	1.0	1.0	1.0	0.8	0.5	0.3
睫状肌麻痹验光屈光度	+2.5	+1.5	+1.25	+1.0	+0.75	+0.5	0	-0.5	-1	-2
年龄/岁	3	4	5	6	7	8	9	10	11	12

屈光度不同，可预警

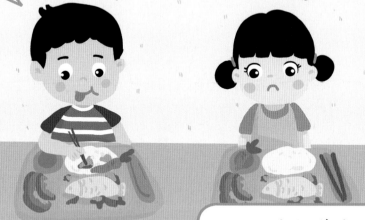

① 琪琪，你为什么不吃青菜呀？昨天的你都没有吃完。

② 不好吃，我喜欢吃肉。

④ 但是胡萝卜有怪味道，好难吃啊。

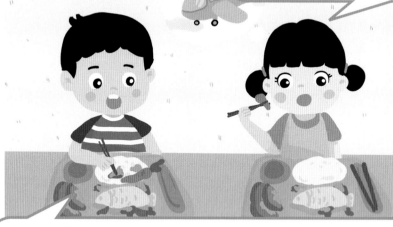

③ 青菜能补充人体必需的维生素，不吃青菜会营养不均衡的，会长不高，更会影响视力发育哦。你长大了不是想开飞机吗？当飞行员对视力要求可高了。

⑥ 不是的，造成近视的因素有很多，球球肯定知道，我们去问球球。

⑤ 淘淘，那是不是我不挑食了，就不会近视了。

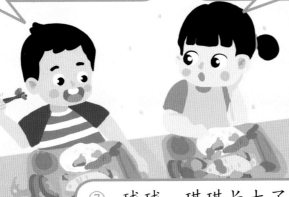

⑦ 球球，琪琪长大了想当飞行员，听说飞行员的眼睛都特别好，我们想问问你怎么保护眼睛。

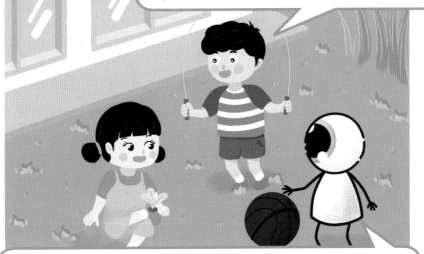

⑧ 有很多因素会造成近视，包括遗传因素、环境因素、不良用眼习惯等，也和不良饮食习惯有一定的关系，我来细细地和你们讲一下。

近视的成因

遗传因素

近视具有一定的遗传因素，父母双方或一方近视，孩子发生近视的可能性会增大。其中比较明确的是，高度近视的发生常为染色体隐性遗传。

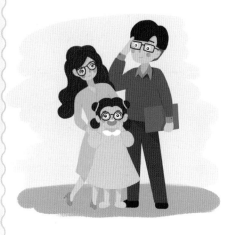

环境因素

长时间近距离用眼者的近视发生率较高，这也是我国青少年近视高发的主要原因。如果再叠加上环境照明不佳、阅读字迹过小或模糊不清、持续阅读时间过长、缺乏户外运动等因素，则会更加促使近视的发生与发展。

环环境

环习惯

其色...

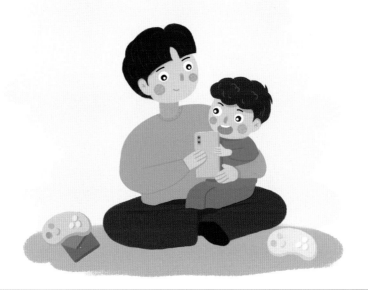

诱发因素

有研究表明，微量元素缺乏、营养成分失调和大气污染可能都是近视的诱发因素。

随着近年来电子产品的普及，许多人长期近距离看电子屏幕，这也会促使近视的发生发展。

另外，吃糖过多，会使血中产生大量的酸。酸与体内的盐类，特别是与钙盐中和，在血液中还原，造成血钙减少，这样会影响眼球壁的韧性，使眼轴加长，造成近视的发生和发展。

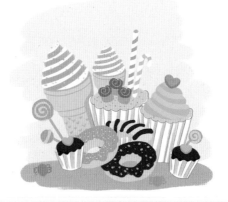

甜食的危害

过量摄入甜食会对视力造成严重的伤害，甜食中含有大量的糖分，而糖分在人体内代谢的时候，需要消耗大量的维生素 B_1 和钙。维生素 B_1 对视神经有养护作用，它在人体中的含量会直接影响到视神经的状态，一旦缺乏维生素 B_1，视神经就会变得脆弱。

钙元素可以使眼球的晶状体更具有弹性，眼球壁更加坚韧，而一旦眼球缺乏钙，则会造成晶状体失去弹性、眼球壁失去韧性，眼球更容易受到压迫变形，晶状体长期处于紧张状态而无法调节，极易造成眼睛近视。其实，不光是甜食，一旦出现挑食、膳食营养不均衡的情况，对眼睛的发育都是有影响的。

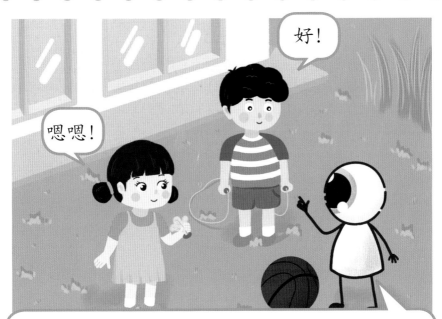

⑨ 近视的原因，你们都知道了，我来和你们说说要怎样保护好视力，吃什么食物会对我们的眼睛好。

保护视力应该怎么做？

1. 光线须充足。光线要充足、舒适，光线太弱会因看不清字体而越看越近，光线过强会使人的眼睛很容易感到疲劳，从而造成近视的发生和发展。

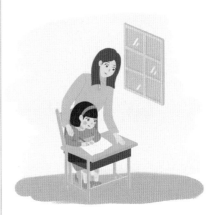

2. 反光要避免。书桌边应有灯光装置，其目的在于减少反光，以此降低对眼睛的伤害。

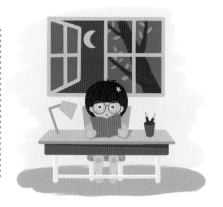

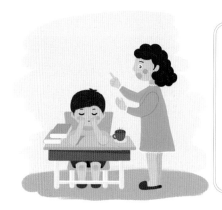

3. 阅读时间勿太长。无论做功课或看电视，时间不可太长，以每40分钟休息片刻为佳。

4. 坐姿要端正。不可弯腰驼背，靠太近或趴着做功课易造成睫状肌紧张过度，从而造成近视。

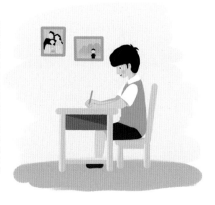

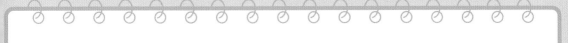

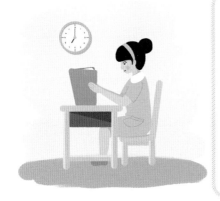

5. 看书距离应适中。书与眼睛之间的距离应以 30 厘米为准，且桌椅的高度也应与身高相配合，不可勉强将就。

6. 看电视距离勿太近。看电视时应保持与电视画面对角线 4 ~ 6 倍的距离，每 20 分钟必须休息片刻。

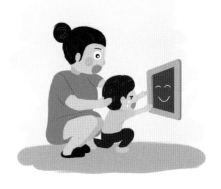

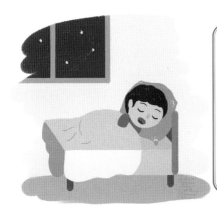

7. 睡眠不可太少。作息有规律。睡眠不足身体容易疲劳，易造成假性近视。

8. 多做户外活动。经常眺望远处可以放松眼肌，缓解眼疲劳，同时户外自然光光线充足，可刺激人体分泌多巴胺等神经递质，从而抑制近视的发生和发展。

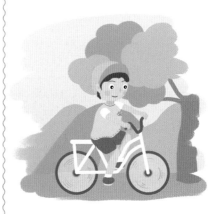

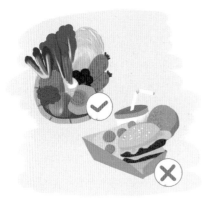

9. 营养摄取应均衡。不可偏食，应特别注意维生素B类（胚芽米、麦片酵母）的摄取。

10. 定期做视力检查（最好每三个月检测一次视力）。凡视力不正常者应到正规眼科医疗机构做进一步的检查。

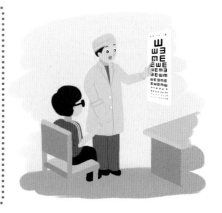

保护视力应该吃什么？

蛋白质

蛋白质的摄入要以蛋类、乳类、肉类、鱼类、豆制品等食物为主，每天蛋白质食物的摄入量应在80克左右。

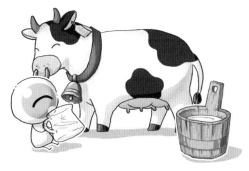

维生素 A

各种动物肝脏是维生素 A 的最好来源，此外，植物性的食物，如胡萝卜、青椒及各种黄绿色蔬菜也是维生素 A 的良好来源。

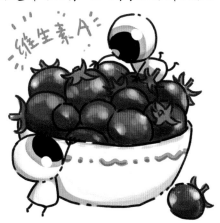

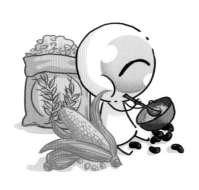

糙米、胚芽米、全麦面包等全谷类食物,还有动物肝脏、瘦肉、酵母、牛奶、豆类、绿色蔬菜等,都富含B族维生素。含维生素B_1丰富的食物有瘦肉、花生、玉米、小米、坚果、香菇等。

维生素C

含维生素C丰富的食物有柚子、柑橘、鲜枣、猕猴桃及其他新鲜水果和蔬菜。

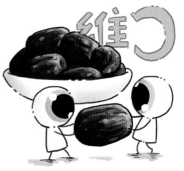

钙

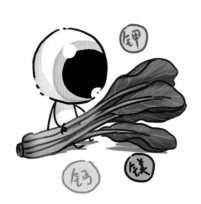

含钙丰富的食物有虾皮、海带、芝麻酱、奶类及其制品、豆类及其制品、核桃、瓜子等。在补钙的同时应选用含草酸少的蔬菜,并适量补充维生素D,以帮助钙的吸收。

锌

含锌丰富的食物有牡蛎、瘦肉、坚果、芥菜、西兰花、木耳、蘑菇、杏脯、鲜枣等。

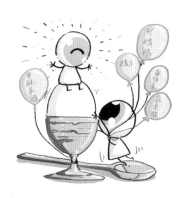

硒

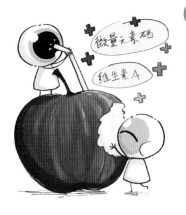

含硒丰富的食物有牛肾、猪肾、肉类、蛋类，鱼类、软体动物、虾、蟹类等海鲜、河鲜类产品，还有西瓜子、南瓜、大白菜、萝卜、蒜苗等。

铬

含铬较多的食物有粗粮、红糖、新鲜蔬菜和水果、鱼、虾、贝类、瘦肉、蛋类等。

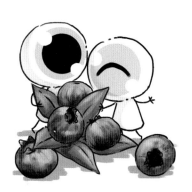

① 医生我还是不想给我家孩子戴眼镜，孩子度数这么低，我想再等等，再给孩子配，而且我家孩子淘气，戴上眼镜万一磕了碰了怎么办？

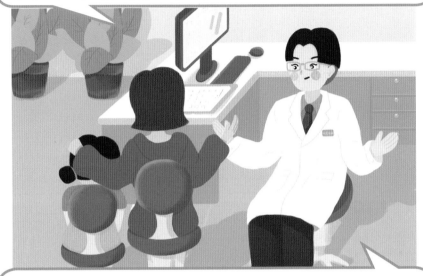

② 近视了不能拖着，不戴眼镜视物不清晰就会诱发眼睛疲劳，会导致近视度数加深更快。如果担心孩子戴眼镜不方便，可以选择夜戴型角膜塑形镜。晚上睡觉佩戴，白天获得清晰视力。

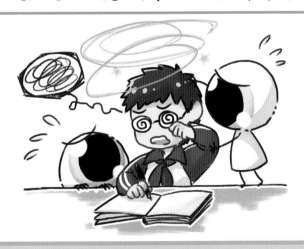

③ 那是什么，也是眼镜吗？

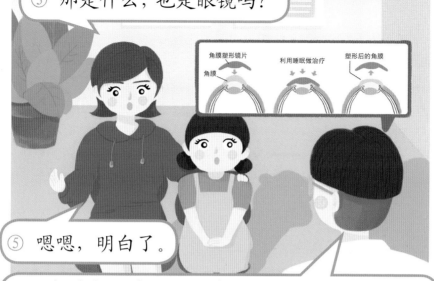

⑤ 嗯嗯，明白了。

④ 角膜塑形镜是一种特殊设计的高透氧性硬性接触镜，能在孩子晚上睡眠的时候，慢慢改变角膜形状，并使她在白天保持良好的视力，白天不用戴眼镜也能看得清，可以有效预防近视度数快速加深。现在角膜塑形镜也应用得非常广泛，安全性非常高，只要定期去医院复查，在医生的指导下进行佩戴，注意用眼及手部卫生，就可以了。

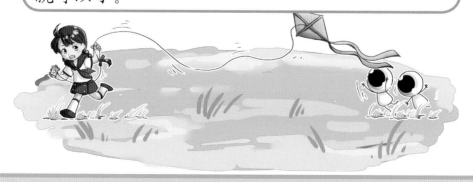

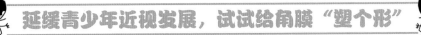

近年来，随着科学技术的不断发展，人们的生活水平越来越高。但与此同时，据流行病学调查显示，近视的发病率也在随着人们生活水平的提高而逐年上升。一个令人震惊的数据是：根据近视流行病学的趋势分析，预计到2050年，近视将影响全球约50%的人口！而我国作为"近视大国"，正日益受到近视发病低龄化及青少年近视度数增长过快等问题的困扰。可以说，现在近视问题已经成为一个严重的社会问题，受到了地方各级政府的高度关注。

对个人而言，近视可不仅仅是"眼睛看不清远处的东西"这么简单。据了解，近视发生以后，随着近视度数的加深，人的眼部结构也会随之改变。特别是高度近视者，由于眼轴过度伸长，容易引发视网膜裂孔及脱离、黄斑出血、新生血管、青光眼等并发症，严重者还有失明的风险。角膜塑形镜作为可逆性非手术的物理矫正近视的方法，为有效延缓青少年近视的发展速度提供了新思路。

角膜塑形镜的原理是通过佩戴经特殊设计的硬性透气性接触镜，逐步使角膜的弧度变平，从而降低近视度数、提高裸眼视力的一种非手术的物理矫形方法。

角膜塑形镜的使用是在夜晚的睡眠时间。使用者睡前将角膜塑形镜戴在角膜上，第二天早晨取下。通过眼睑对镜片的作用力和泪液的挤压力，使角膜的弧度变平，白天的裸眼视力就会得到显著的提高。大多数患者在夜间佩戴角膜塑形镜后，白天即使不使用框架眼镜，也能达到较好的裸眼视力。最重要的是，相对于普通框架眼镜，塑形镜还能有效控制及延缓青少年近视的发展。

角膜塑形镜验配前，患者需进行眼部健康检查及全身病史评估。有眼部活动性炎症或其他眼部疾患、严重过敏史、急慢性鼻窦炎、类风湿性关节炎等疾病的患者，都是不建议佩戴塑形镜的。此外，还要综合考虑患者戴镜的依从性、卫生习惯、家庭消费能力、能否定期复诊等因素。

即使成功戴上了角膜塑形镜，也不能觉得万事大吉，必须严格按照要求执行镜片的清洁、冲洗、消毒、除蛋白清等流程。一旦护理不当，可能会缩短镜片使用寿命、影响镜片塑形的效果、造成戴镜舒适度的下降，还会适得其反，对眼表健康造成一定的影响，如角膜损伤、角膜感染等。因此，佩戴者需要规范护理镜片并按照要求定期复诊，有不适情况随时就诊。此外，角膜塑形镜属于三类医疗器械，一定要找权威、专业、经验丰富的医疗机构来进行验配。

文章摘自《扬子晚报》

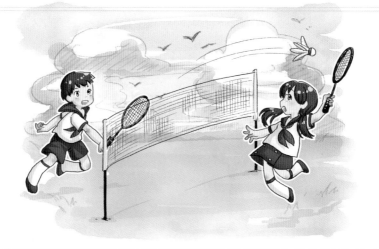

视力保卫战——科学护眼"掌中宝"

眼镜的作用

（1）近视眼镜可以矫正视力

近视眼因为远方的光线不能在视网膜上聚焦，造成视远物不清楚，而配戴了近视镜后，就可以获得清晰的物像，从而使视力得以矫正。

（2）近视眼镜可以减轻视疲劳

近视而不戴镜，必然导致眼睛极易疲劳，其结果只能是促使度数日益加深。正常戴镜后，视疲劳现象就会大大减少。

（3）近视眼镜可以防治外斜

近视眼视近时，眼的调节作用减弱，时间一长眼外直肌作用超过内直肌，就会引起眼位外斜。当然，近视伴外斜，仍可通过近视镜矫正。

（4）近视眼镜可以防止眼球突出

青少年由于眼球仍处于发育期，调节性近视极易发展为轴性近视。特别是高度近视眼，眼球前后径显著延长，外表即表现为眼球突出，如果近视一开始就正常戴镜矫正，这种情况就会有所减轻。

（5）近视眼镜可以防止弱视

　　高度近视而没有及时戴镜，往往造成屈光不正性弱视，但只要佩戴合适的眼镜，经过较长时间的治疗，视力大多会逐渐提高。

近视的治疗手段

类　别	原　理	优点及缺点
普通框架眼镜	利用鼻梁作为支撑点，和眼球成为2个光学系统	优点：矫正近视，佩戴摘取方便，对眼睛无任何损伤 缺点：运动时不便，视力平均以每年50～100度的速度增长
功能性框架眼镜	利用鼻梁作为支撑点，和眼球成为2个光学系统。镜片上有不同的功能区域，具有防控近视发展的作用	优点：矫正近视，佩戴摘取方便，对眼睛无任何损伤，延缓近视发展前景仅次于角膜塑形镜 缺点：运动时不便
硬性角膜塑形镜（OK镜）	通过眼睑压力及泪水流体力学的作用，晚上睡觉佩戴，白天摘掉眼镜，通过夜间佩戴促进角膜中央偏平化，合理恢复角膜形状，降低角膜屈光度，达到白天不戴眼镜而裸眼视力清晰的目的	优点：持续佩戴，效果稳定，有效遏制近视度数加深，是目前最为有效的近视控制手段之一 缺点：卫生要求高；检查项目严格；佩戴成功率仅65%。必须要到正规医疗机构验配
近视手术	通过手术切削角膜组织，改变眼睛屈光状态，使裸眼视力恢复正常	优点：快速改变近视状态 缺点：年龄限制在18岁以上；不能从根本上改变用眼习惯，不能解决高度近视造成的危害问题

② 医生，一定要散瞳吗？检查一下不就可以了吗？我听说散瞳对眼睛不好，会伤害眼睛的，我可不想给我家孩子散瞳。

① 电脑验光结果显示孩子有 200 度近视，孩子今年 11 岁，为了检查结果更准确，需要散瞳之后再次验光。

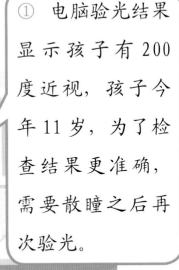

③ 散瞳验光的实质是放松眼部睫状肌，缓解其因长时间的过度紧张而产生的疲劳，从而得到眼睛真正的屈光状态，青少年眼睛的调节力比较强，必须把验光时可能存在的调节性近视，即所谓的假性近视成分去除，才能获得验光最准确的数据。因此，青少年近视患者散瞳验光更为必要，散瞳对眼睛没有任何危害，散瞳剂的作用使眼睫状肌麻痹和瞳孔散大，可出现暂时性的畏光视近模糊现象。快速散瞳剂 6～8 小时药效消失，瞳孔恢复如初，正规医疗机构对青少年都要散瞳验光。

① 根据散瞳验光的检查结果，孩子确实是近视了，需要尽快对孩子近视进行干预。

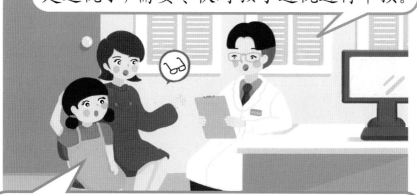

② 是不是需要戴眼镜呀？不戴行不行？可不能给我家孩子戴眼镜，多不好看呀！眼睛都变形了，医生给我家孩子治一治，我看有好多方法可以把近视治好。

知识链接：

为什么要做视力屈光检查？

　　儿童青少年在年龄增长的过程中眼睛会随着身高的增长而发生变化。孩子刚出生时眼睛发育不完善，此时会有生理性远视，即有 300 度远视储备值，随着年龄增长会逐渐消耗，12 岁时为正视眼，视力检查时主要是关注生理远视储备值的发展变化，变化速度过快，意味着后期出现近视的概率变大。这也就是为什么一定要查视力屈光的原因。

视力保卫战——科学护眼"掌中宝"

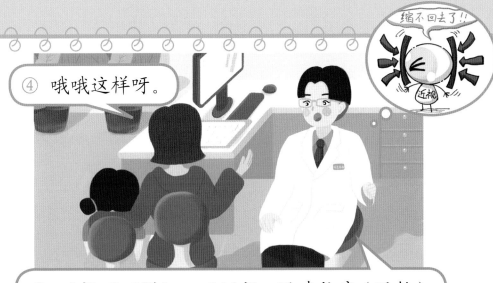

④ 哦哦这样呀。

③ 近视不可逆！一旦近视，眼睛长度（眼轴）会变长，就像圆球变成鸡蛋，没有任何方式可以让鸡蛋变回圆球，所以眼睛一旦变长就没有任何方式可以恢复。市面上不良商家宣传的可以降低度数的产品都是不可靠的。另外，戴镜眼睛"变形"并非是眼镜造成的，而是因为近视度数加深，导致眼轴向前增长。

眼睛发展历程

年龄	生理屈光度（度）
3 岁前	+3.00
4 ～ 5 岁	+1.50 ～ +2.00
6 ～ 7 岁	+1.00 ～ +1.50
8 岁	+1.00
9 岁	+0.75
10 岁	+0.50
11 岁	+0.25

视力保卫战——科学护眼"掌中宝"

② 近视检查不是只需要验光就行了，为什么还要测量眼轴啊，近视和眼轴有什么关系吗？

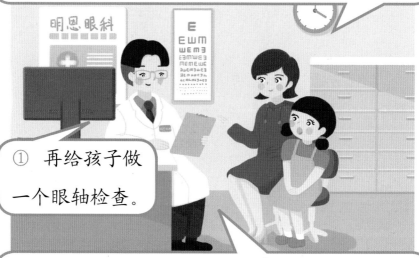

① 再给孩子做一个眼轴检查。

③ 孩子刚出生的时候眼轴只有 16 ~ 17 毫米，成年以后平均 24 毫米，如果眼轴拉长，近视度数就会加深，通常眼轴增长 1 毫米，可能增加 300 度的近视（儿童眼轴增长与度数关系请参考第 12 页）。青少年由于身体发育较快，会导致眼轴异常增长，使近视度数增加。所以建议孩子建立屈光档案，每年定期测量眼轴可以观察其生长速度，利于分析近视度数增加的原因和近视性质，从而采取有效矫正方法，延缓近视增长速度。

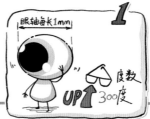

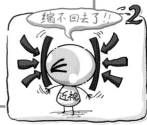

眼轴与年龄对应表

年龄	年龄增长	参考值	上限极限值
0～1岁	0.6毫米	16.2毫米	无数据
1～2岁	0.6毫米	17.7毫米	无数据
3～4岁	0.5毫米	18.7毫米	20.5毫米
5～6岁	0.4毫米	19.6毫米	21.1毫米
7～8岁	0.4毫米	20.3毫米	21.5毫米
9～10岁	0.4毫米	21.1毫米	22.0毫米
满11岁	0.3～0.4毫米	21.6毫米	22.4毫米
满12岁	0.3～0.4毫米	22.0毫米	22.6毫米
满13岁	0.3毫米	22.4毫米	22.9毫米
满14岁	0.3毫米	22.7毫米	23.2毫米
满15岁	0.2～0.3毫米	23.0毫米	23.6毫米
满16岁	0.2～0.3毫米	23.3毫米	23.9毫米
满17岁	0.2毫米	23.5毫米	24.1毫米
满18岁	0.2毫米	23.7毫米	24.3毫米
满19岁	0.1毫米	23.8毫米	24.5毫米
满20岁	停止	24.0毫米	24.7毫米

① 医生，那是不是应该让老师给我家孩子往前调整一下座位呀，我家孩子个高坐后面是不是太费眼睛了。

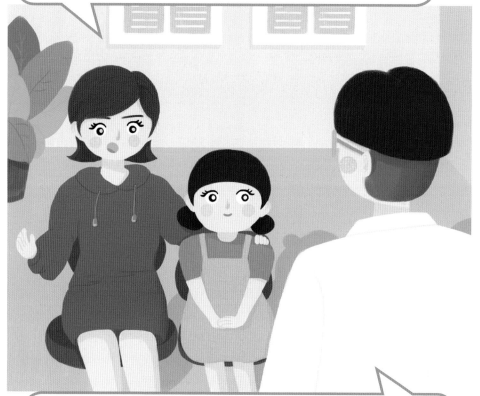

② 长期坐得离黑板太近，不利于视力发育，也容易导致近视。但如果是已经近视的孩子，坐后排对视力同样会造成影响，因此，座位需要轮换调整。有近视征兆的孩子，也需要及时到正规医院就诊，以免不能及时发现孩子视力发育过程中出现的问题。

③ 好的！谢谢医生，那我家孩子日常生活中还需要注意什么呀？

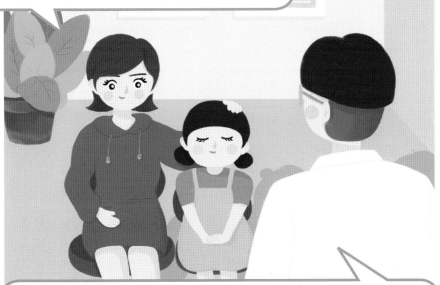

④ 平时要注意用眼习惯，还有饮食方面要保持营养均衡，严格控制高糖、高油、高盐等高热量食品和饮料的摄入。（具体看第 19 页，保护视力应该怎么做？）

温馨提示：

青少年一般要 3 个月到半年进行一次视力检测。一旦发现有近视趋势，要及时纠正错误用眼习惯和采取验光配镜等预防措施来避免、延缓近视的发生。如果是已经近视的孩子，要每 3 个月到正规的眼科医疗机构复查。

一、建立屈光档案

1. 年龄：3 ~ 12 岁。

2. 每季度进行视力检查，如有近视度数发展过快的情况，最好每月进行视力检查，以便早发现、早防控、早矫正。

3. 通过干预后可延缓近视的形成，真正做到预防近视。

4. 能够及时发现屈光异常、斜弱视并及早采取措施。

5. 能够及时发现幼儿是否有眼睛疾患。

二、多进行户外运动

首先，户外运动时，孩子眼睛和身体接触的太阳光，可促使人体分泌更多的多巴胺，能有效地抑制眼轴的增长，从而抑制近视的发生和发展。其次，户外运动时光照强度高，使瞳孔缩小，加深景深，从而增加视物清晰度，延缓近视发展；还可以提升视远能力，锻炼远视力，改善视力疲劳，能有效防止近视的发生和进一步发展。

三、正确用眼

1. 掌握正确读写坐姿"一尺、一寸、一拳"原则。

2. 近距离用眼每隔 40 分钟休息 5 ~ 10 分钟。

3. 使用电子产品 20 分钟，向 6 米外远眺不少于 20 秒。

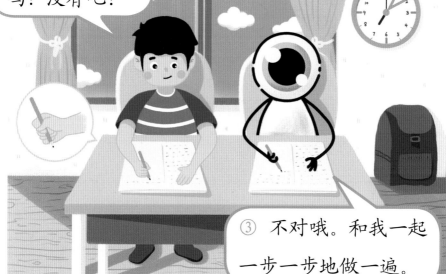

① 淘淘，今天老师讲了握笔姿势，你怎么又拿错了？

② 咦？错了吗？没有吧！

③ 不对哦。和我一起一步一步地做一遍。

正确握笔姿势：

1. 食指跟中指夹距笔尖端 33mm，笔尾段靠近食指关节，而不是虎口。

2. 拇指压住笔，适当用力压住笔。

3. 无名指和小指依次抵靠住中指，与拇指力道相抵，手心虚空。

4. 笔杆与作业本保持60°的倾斜，掌心虚圆，指关节略弯曲。

5. 右手执笔写字，左手按纸，纸要放正。

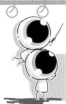

正确握笔姿势图解

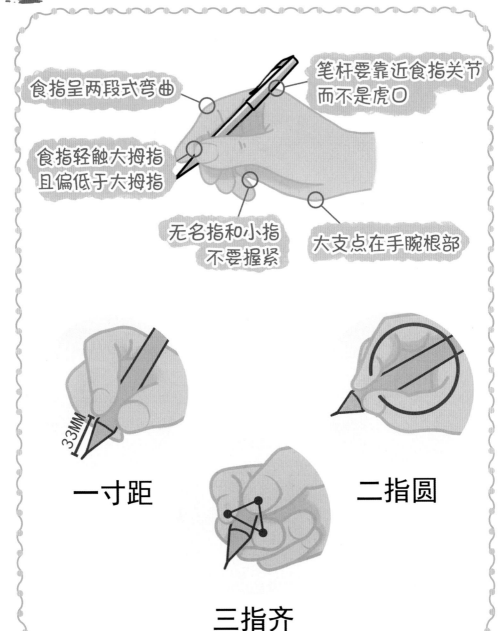

食指呈两段式弯曲

笔杆要靠近食指关节而不是虎口

食指轻触大拇指且偏低于大拇指

无名指和小指不要握紧

大支点在手腕根部

33MM

一寸距

二指圆

三指齐

① 这样对吧？我刚刚拇指都把食指包住了。

② 嗯，这次对了，我来教你一个握笔姿势儿歌吧，这样你就不会忘记了。

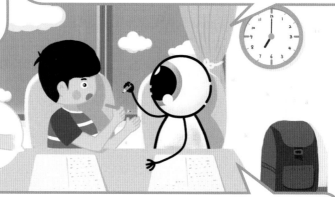

③ 正确握笔姿势儿歌：食指拇指捏着，三指四指托着，小指在后藏着，笔尖向前斜着，笔杆向后躺着。

④ 球球，我觉得这样写字也没有问题呀，什么样子的拿笔姿势是错误的呢？

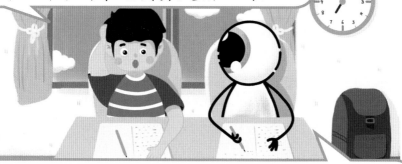

⑤ 握笔姿势不正确，最大的危害是对视力造成影响，有很多种握笔姿势是错误的。我和你说几种错误的握笔姿势，如果你看到同学这样写字一定要记得提醒他哦。

直线型：
拇指和食指成直线型执笔。

横搭型：
写字缓慢、写字太用力，容易疲倦。

错位型：
以拇指、食指和中指握笔。

埋头型：
把拇指藏在食指后面，是第二多的错误执笔手势。

睡觉型：
写字时，手腕和手边会贴住桌面，遮住自己视线。

扭曲型：
拇指扭曲，以食指顶住笔杆。

拳头型：
执笔时就像握住一个拳头一样。

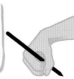
扭转型：
很多人写字时会把整个手腕扭转，笔向自己，这种执笔方法会影响脊椎。

⑥ 正解：错误的写字姿势会影响坐姿，握笔姿势不正确，容易导致身体坐姿偏斜。就像有的同学握笔时，手指喜欢离笔尖近，这样容易遮挡视线，从而头会不自主地偏斜。久而久之会出现身体坐姿不正的情况，不仅容易驼背，还会造成近视。

② 眼离书本一尺，手离笔尖一寸，胸离桌子一拳，我刚刚只是不小心忘记了。

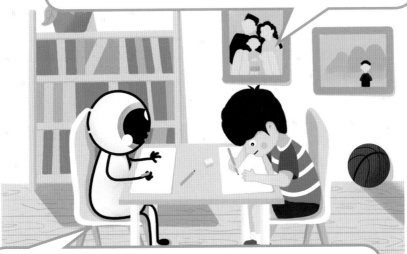

① 淘淘，不可以趴着写作业，要坐直，还记得老师教我们的正确读写坐姿"三个一"吗？

正确读写坐姿图解

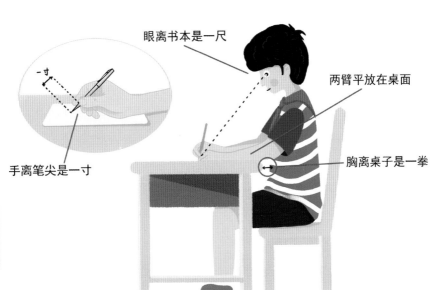

眼离书本是一尺

两臂平放在桌面

手离笔尖是一寸

胸离桌子是一拳

③ 良好的坐姿习惯是要保持的，长时间坐姿不正确会造成近视、脊柱侧弯和驼背等危害，影响眼睛的正常生长和发育。

④ 嗯，我记住了。

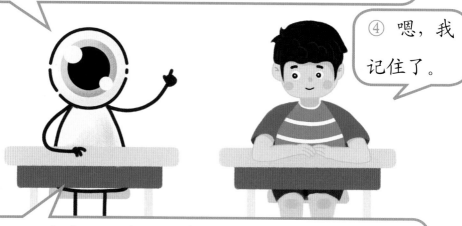

⑤ 正确读写坐姿也是有儿歌的，我来教你吧！

正确读写坐姿儿歌：头要正，肩要平，身体坐直本放正，一尺、一寸和一拳，预防近视要记清。

脊椎侧弯（"C"型）	脊椎侧弯（"S"型）	正常脊椎

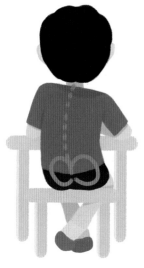
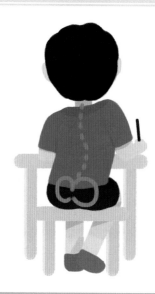
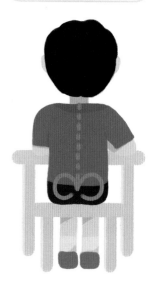

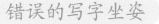

错误的写字坐姿

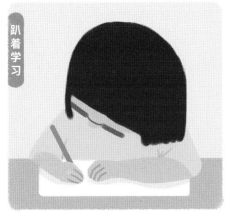

趴着学习

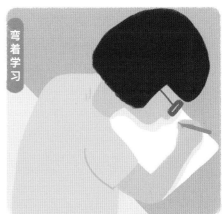

弯着学习

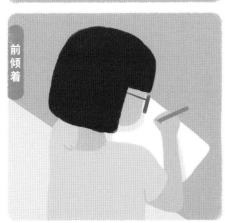

前倾着

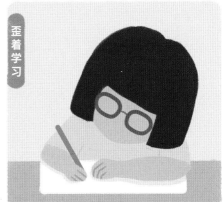

歪着学习

为什么要保持良好的坐姿?

1. 儿童青少年正处在生长发育阶段,如果没有一个正确的坐姿,形体发育容易出现异常。轻则影响个人美观,重则成为近视的诱因,影响孩子的身心健康。

2. 错误坐姿导致眼睛距桌面的距离不当,近距

视力保卫战——科学护眼"掌中宝"

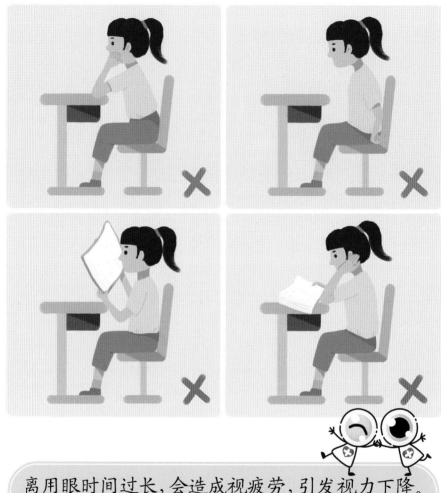

错误的读书坐姿

离用眼时间过长，会造成视疲劳，引发视力下降。

3. 长期坐姿不正确极易导致驼背、含胸，孩子扭着腰写字，还可能造成腰椎侧弯。久而久之，造成腰肌劳损、脊柱侧凸、颈椎变形，甚至引起腰椎间盘突出等脊柱疾病。脊柱疾病的治疗难度很大，一旦过了成长发育期，很难矫正。

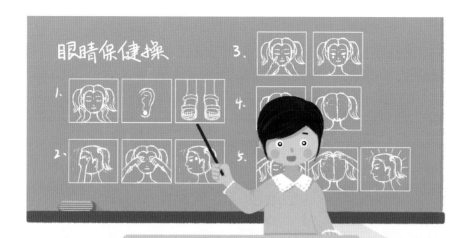

① 同学们好，我是爱眼协会的老师，今天来教同学们如何正确做眼保健操。有没有小朋友会做呢？

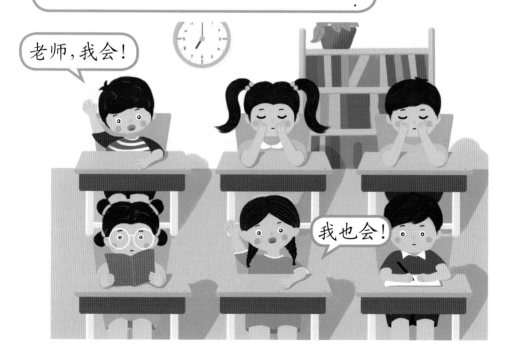

老师，我会！

我也会！

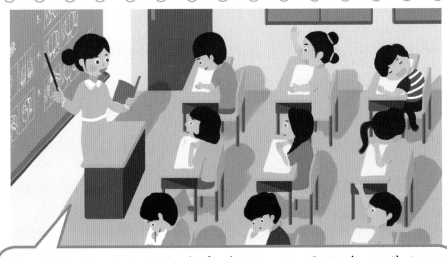

② 老师发现虽然大家都会做，但是很多同学穴位是不正确的，同学们来和老师一起学习吧。

做眼保健操前应该注意什么？

1. 做眼保健操必须要找准穴位，掌握手法，注意动作准确、力度适中、速度均匀，以按揉到穴位处有酸胀感为宜。

2. 为了保证按揉穴位的效果，做操时不要用指尖部分，而应用手指螺纹面（指肚）来加以按揉。

3. 平时要勤剪指甲，做眼保健操时保持手部清洁。

4. 做操过程中，应全程闭眼，保持正确的坐姿，将注意力完全集中在手法和穴位上，以确保良好的效果。

眼保健操的正确做法

第一节：按揉耳垂眼穴、脚趾抓地

用双手大拇指和食指的螺纹面捏住耳垂正中的眼穴，其余三指自然并拢弯曲。伴随音乐口令，用大拇指和食指有节奏地揉捏穴位，每按揉一次为一拍，同时用双脚全部脚趾按音乐节拍有节奏地做抓地运动，每抓地一次为一拍，连做四个八拍。

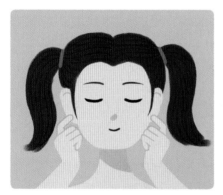

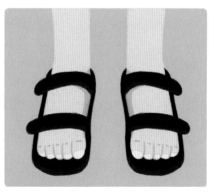

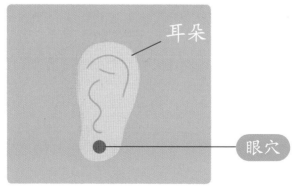

耳朵

眼穴

第二节：按揉太阳穴，刮上眼眶

　　用双手大拇指的螺纹面分别按在两侧太阳穴上，其余手指自然放松、弯曲。跟着音乐口令，先用大拇指按揉太阳穴，每按揉一次为一拍，连做四拍。然后，大拇指不动，用双手食指第二指关节内侧，稍加用力沿眉弓从眉头到眉梢刮上眼眶，刮上眼眶一次为两拍，连刮两次为四拍。如此交替，做四个八拍。

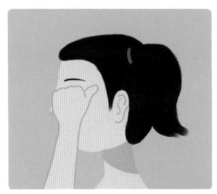

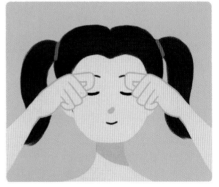

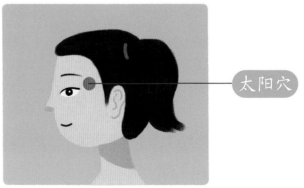

太阳穴

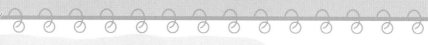

第三节：按揉四白穴

用食指螺纹面按在穴位上，其余四指自然放松、握起收拢，呈空心拳状。用双手食指螺纹面分别按在两侧穴位上，用指腹略微用力进行按揉。有节奏地旋转按揉一圈为一拍，连做四个八拍。

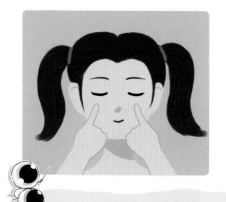
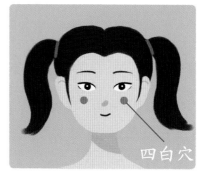

四白穴

第四节：按揉风池穴

用双手食指和中指并拢，用两指的螺纹面分别按在两侧穴位上，其余三指自然放松。随音乐口令有节奏地按揉穴位。每按揉一次为一拍，连做四个八拍。

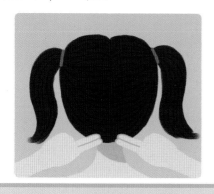
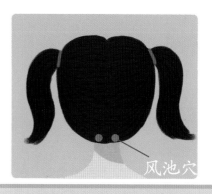

风池穴

视力保卫战——科学护眼"掌中宝"

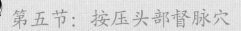

用双手除大拇指以外的其余四指，指尖相抵，用相抵四指的指腹按压，沿头部正中线督脉，随音乐节拍有节奏地从头的前部发际处按至头的后部发际处，每按一次为一拍，连做四个八拍。

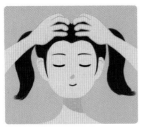 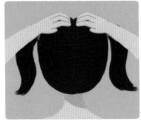 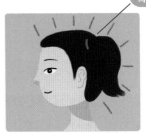

督脉穴

你知道眼保健操的益处吗？

眼保健操主要是缓解视疲劳，因为长时间近距离用眼，需要眼睛肌肉的调节，所以用眼时间过长以后，眼睛的睫状肌以及周围肌肉会产生痉挛，影响供血，眼睛出现干涩、模糊等症状，如果症状持续数个月就会导致真性近视的发生。眼保健操通过对局部穴位的按摩、揉搓可以改善眼部供血，缓解视疲劳，对延缓近视的发展有一定效果。

医生，我听很多人说近视是可以治好的，孩子不戴眼镜也是可以的，是真的吗？

近视是不可逆的！现在很多家长虽然具有较强的防控意识，但由于不具备专业知识而不能分辨关于近视防控信息的真假，错误的近视防控信息会在一定程度上加快儿童青少年近视程度的发展。下面为您指出目前大部分家长普遍存在的误区。

1. 孩子这么小，才3岁，不需要检查视力屈光？

儿童青少年在年龄增长的过程中眼睛会随着身高的增长而发生变化，出生后眼睛发育不完善，此时会有生理性远视，从出生时的300度远视储备逐渐发育，到12岁左右时发展为正视眼。若发育过慢会导致弱视，若发育过快会导致近视，视力检查主要是关注生理远视储备值的发展变化，变化速度过快，意味着后期出现近视的概率变大。这也就是为什么一定要查视力屈光的原因。

2. 听有些机构宣传可以降低度数、恢复视力，而戴眼镜会造成眼睛变形？

近视不可逆！一旦近视，眼轴会变长，就像圆球变成鸡蛋，没有任何方式可以让鸡蛋变回圆球，所以眼睛一旦近视就没有任何方式可以恢复。市面上不良商家宣传的可以降低度数的方法是不可靠的。另外，戴镜眼睛"变形"并非是眼镜造成的，而是因为近视度数加深，导致眼轴向前增长，眼睛的外观就好像"突出"了。

3. 听说眼镜戴上了就摘不掉，而且度数会越来越深，能不戴就不戴？

许多家长不愿给孩子配眼镜，担心孩子一旦戴上就摘不掉，但是如果近视不戴眼镜视物不清

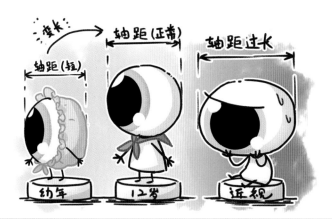

视力保卫战——科学护眼"掌中宝"

晰就会诱发眼睛疲劳，导致近视度数加深更快，所以当孩子主诉视物不清时，应到正规医院及时验光配镜，并根据验光检查结果及时更换镜片，戴眼镜不是造成近视度数加深的元凶。

4. 戴镜看得清就好，不需要定期更换？

因儿童青少年在生长发育阶段眼睛会随年龄增长而发生变化，所以要至少 3 ~ 6 个月到正规医疗机构进行视力屈光检查。另外，镜片由于老化，表面镀膜磨损等都会影响到视物质量，而镜架也会变形而导致矫正偏差，所以也要定期到正规眼科医疗机构验光配镜。

5. 验光散瞳有副作用，对孩子眼睛不好？

散瞳验光的实质是放松眼部睫状肌，缓解其因长时间的过度紧张而产生的疲劳，从而得到眼睛准确的屈光状态数据。孩子眼睛的调节力比较强，必须把验光时可能存在的调节性近视，即所谓的假性近视成分去除，这样才能获得验光最准确的数据。因此，儿童青少年近视患者散瞳验光更为必要，散瞳对眼睛没有任何危害。散瞳剂会使眼睫状肌麻痹和瞳孔散大，可出现暂时性的畏光视近模糊现象，在 6 ~ 8 小时后药效消失，瞳孔恢复如初。

6. 孩子近视也没事，又没什么影响？

研究表明，人类 80％ 的知识记忆是通过眼睛获得的，看不清容易导致孩子学习成绩下降。如果近视逐渐发展到了高度近视，就会引起眼底病变。开始近视的年龄越小，高度近视的概率越大，一旦形成高度近视，可能会引起黄斑病变、视网膜出血、视网膜脱离等眼底疾病，严重者会导致失明。

7. 近视度数不高，现在开始注意用眼习惯，慢慢就会变好？

近视不可逆，孩子一旦近视，在没有特定方法干预的情况下，度数不但不会降低，反而会持续增加。大部分人患近视都是由于发育过度，而我们无法使发育过度的眼睛逆生长，就好像我们无法将一个已经长高的人变矮一样。

8. 度数千万不要配那么足，能看清就行？

度数多少是由佩戴者眼睛功能情况、佩戴舒适度、矫正方式等因素决定的，加减度数有相应的原则，不可随意增减度数。如果孩子佩戴的眼镜与眼实际度数偏差过大，不但达不到清晰视物的作用，度数还会增加得更快。

9. 医学验光与普通验光没有区别，去哪里验光都可以？

普通验光：目的仅是让屈光不正者佩戴眼镜看清物体，检查方法及设备相对简单，仅仅是通过检影验光、电脑验光得出屈光度数，然后试戴镜片即可。

医学验光：除了准确了解屈光度数、散光度数、轴位等基本数据外，还必须按照严谨的医学验光流程检查其调节力、双眼视力平衡、双眼单视功能、辐辏集合功能、主视眼的辨别等，最后综合上述检查，经专业眼科医生排除屈光不正以外的所有眼病（尤其是青光眼等不可恢复性、隐匿性视力杀伤性眼病的可能），方才出具科学的验光处方进行医学配镜。

10. 平时多看绿色可以护眼，缓解疲劳？

我们之所以感到眼睛疲劳、视力下降，是因为长时间看近物，使得眼球的睫状肌一直处于收缩的紧张状态。睫状肌长时间不能放松，就会产生眼睛疲劳。如果睫状肌长期处于收缩状态，导致紧张甚至痉挛无法调节，久而久之眼睛只能看清近处的东西，看不清远处的东西，这就产生了近视。想减少眼疲劳、避免视力明显下降，看什么颜色其实没有太大关系，更重要的是不要过度用眼。

11. 平时做普通的视力检测就可以了，不用去医院？

视力检测并不能作为诊断近视的唯一标准。如果视力检测结果显示视力低下，那么孩子可能是近视，也可能是远视，还可能是散光，或者视力发育低下。而且，视力检测的结果，也可能存在误差。比如视力检测时，孩子眯着眼睛看，或者检测人员操作过快或过慢，都会影响结果。所以如果视力检测的结果不良，就给家长提个醒，要带孩子到医院检查，看看究竟是什么原因引起的。真正的近视检测，是需要到医院进行专业的睫状肌麻痹（散瞳）验光才能确定的。

12. 我家孩子可好哄了，给他玩手机就行？

长期使用电子产品，会造成孩子视疲劳。长时间双眼紧盯屏幕，由于亮度过亮和屏幕频繁闪烁变化，眼睛为看清荧屏文字、图形等信息内容，紧张地进行自我调节，导致眼睛的调节肌尤其是睫状肌频繁运动，久之睫状肌就会疲劳，即视疲劳。孩子长时间看着电子屏幕会感觉眼胀痛、头痛等，并且造成近视或加重近视。

13. 孩子吃甜食只会蛀牙，和近视没有关系？

糖分在人体内代谢时，需要大量维生素 B_1 帮忙，并降低体内钙的含量。维生素 B_1 对视神经有养护作用，其含量的高低会影响到视神经的状态。而钙是眼部组织的"保护器"，缺钙会造成视网膜的弹力减退，晶状体内压力上升，眼球前后径拉长，影响眼球壁的坚韧性，容易发生近视。

14. 孩子可以只配眼镜，不用做眼科检查？

儿童青少年视力下降的原因有许多种，并不一定是由近视或散光引起的，一些眼底病变也表现为视力下降。因此，在验光前应进行系统的眼科检查。许多家长发现孩子视力不好，往往误认为是孩子患了"近视眼"，有些孩子到医院检查视力时才发现患了眼部疾病，但是已经错过了最佳的治疗时机。因此家长一旦发现自己的孩子视力有问题，请到医院眼科行全面检查后再根据医生的诊断选择合适的眼镜。

15. 为什么我两只眼睛度数相差这么大？

在眼睛的发育过程中，眼轴长度在逐渐增加，伴随着角膜和晶状体的逐渐扁平，远视度数不断降低，向正视发展，将来还有可能发展为近视，如果两眼远视的消减程度或近视的发展进度不同，就可能引起屈光参差。如果两眼的度数相差较大，主要是日常用眼不正确和眼睛发育过程不平衡造成的。平时不要躺着、斜着或歪着看东西。

16. 孩子近视了没关系，近视激光手术可以治疗近视？

从手术的原理不难看出，近视激光手术只是改变了角膜的曲率，让眼睛的屈光系统在不借助眼镜的情况下，外界物体的影像成像在视网膜上。但眼睛由于近视已经发生的改变，如眼轴拉长、视网膜变薄、脉络膜萎缩等并发症并没有被治愈。

因此，近视激光手术仅仅是改善了近视患者的裸眼视力，而不是从根本上治愈了近视及其并发症。